CONTRIBUTION A L'ÉTUDE

DU

RÉTRÉCISSEMENT MITRAL

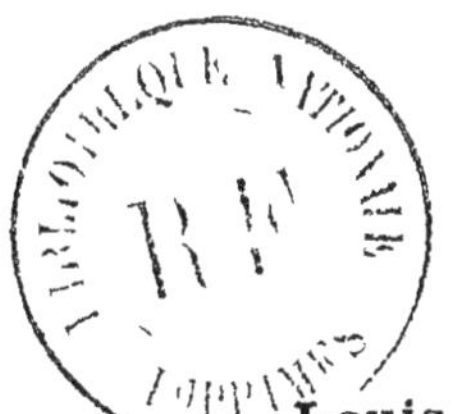

PAR

Louis COHADON,

Docteur en médecine de la Faculté de Paris.

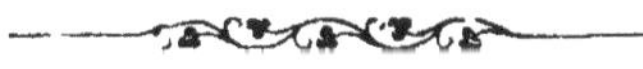

PARIS

A. PARENT, IMPRIMEUR DE LA FACULTE DE MEDECINE

RUE MONSIEUR-LE-PRINCE, 31.

1876

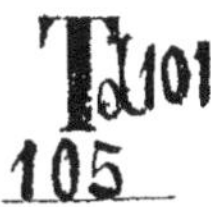

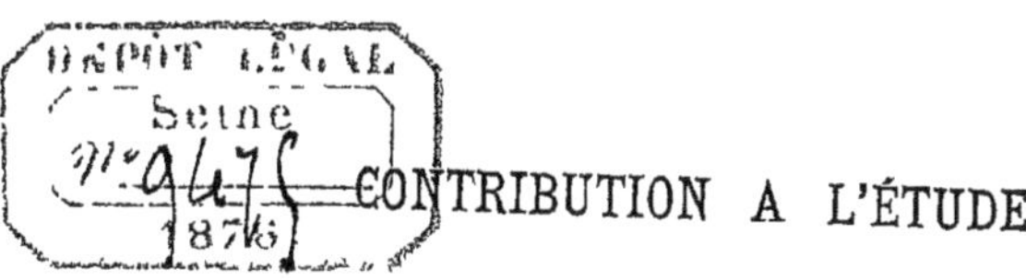

CONTRIBUTION A L'ÉTUDE

DU

RÉTRÉCISSEMENT MITRAL

PAR

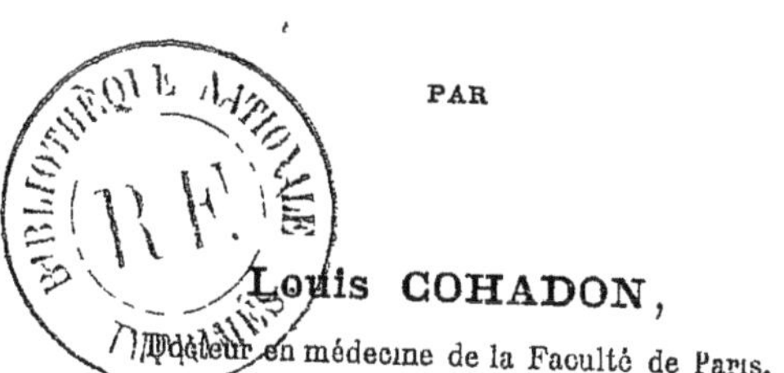

Louis COHADON,

Docteur en médecine de la Faculté de Paris.

PARIS

A. PARENT, IMPRIMEUR DE LA FACULTÉ DE MÉDECINE

RUE MONSIEUR-LE-PRINCE, 31.

1876

A LA MÉMOIRE

DE MA GRAND'MÈRE ET DE MA TANTE

A MON PERE ET A MA MÈRE

A MA SŒUR

A MES PARENTS

A MES AMIS

Cohadon.

A MON PRÉSIDENT DE THÈSE

M. LE PROFESSEUR POTAIN

Médecin de l'hôpital Necker.

A M. LE DOCTEUR LABOULBÈNE

Professeur agrégé à la Faculté de médecine,
Médecin de l'hôpital Necker.

A M. LE DOCTEUR RIGAL

Professeur agrégé à la Faculté de médecine,
Médecin des Hôpitaux.

CONTRIBUTION A L'ÉTUDE

DU

RÉTRÉCISSEMENT MITRAL

INTRODUCTION.

Le diagnostic du rétrécissement auriculo-ventriculaire gauche, malgré de nombreux et importants travaux de nos maîtres, est encore de nos jours un des points les plus controversés de la pathologie cardiaque.

La détermination exacte du temps où se produisent les bruits anormaux, de leur intensité, des causes qui président à leur formation, est surtout un sujet de discussion journalière entre les praticiens.

Le souffle diastolique surtout, qui fait l'objet de notre travail a été le sujet des discussions les plus vives. Plusieurs praticiens éminents l'ont rejeté complètement. D'autres en le reconnaissant comme rare, admettent très-bien son existence. De nos jours enfin de nombreux auteurs en ont fait le signe pathognomonique du rétrécissement mitral lorsqu'il présentait les modifications dont nous parlerons plus tard.

Des observations présentant un caractère parfait de

netteté et de précision sont assez rares et très-intéressantes par conséquent à étudier. C'est ce qui nous a engagé à faire paraître les trois que nous possédons, préférant faire une étude sommaire sur un cas intéressant la pratique journalière qu'un long travail sur un sujet trop rebattu en médecine.

Nous avons été encouragé dans cette voie par M. le Dr Rigal, professeur agrégé, qui possédait dans une de ses salles à l'Hôtel-Dieu (Sainte-Jeanne n° 8) le malade qui fait l'objet de notre première observation. C'est lui qui nous a conseillé d'étudier ce cas d'affection mitrale qu'il avait déjà signalé à l'attention de ses nombreux élèves.

C'est encore à son obligeance que nous devons notre deuxième et troisième observation dont les sujets sont à l hôpital Necker (salle Saint-Luc nos 8 et 10), dans son nouveau service où il remplace M. le professeur Hardy. Nous sommes heureux de lui témoigner ici notre reconnaissance pour la bienveillance qu'il n'a cessé de nous témoigner et les bons avis qu'il a eu la bonté de nous donner,

Ce travail sur quelques points de la pathologie du rétrécissement mitral sera-t il de quelque utilité? Nous l'espérons et le souhaitons vivement. Sans avoir la prétention de modifier en rien la symptomatologie de la sténose mitrale, il consistera simplement dans l'étude détaillée des symptômes présentés par nos malades, des caractères particuliers que présente notre souffle diastolique et des causes qui, selon nous, doivent les produire.

Avant de nous lancer dans l'étude approfondie de notre

sujet, nous croyons utile et même nécessaire au moins pour ceux qui voudront bien nous lire, de résumer en quelques mots la physiologie des mouvements et des bruits du cœur et la symptomatologie du rétrécissement mitral. Nous indiquerons ensuite rapidement les théories imaginées pour expliquer ces symptômes, puis nous produirons nos observations qui seront l'objet d'une discussion plus étendue.

Nous terminerons enfin en tirant les conclusions qui nous paraîtront amenées par les caractères particuliers qui ont attiré notre attention.

CHAPITRE PREMIER.

PHYSIOLOGIE DES MOUVEMENTS ET BRUITS DU CŒUR.

Depuis les belles expériences de MM. Chauveau et Faivre, le mécanisme des mouvements et des bruits du cœur est parfaitement connu et admis par tous les médecins (1).

Le sang apporté par les veines pulmonaires et le système veineux général arrive dans les oreillettes dont la systole est brève, rapide, plus forte dans les appendices et se propage en quelque sorte aux ventricules. Ceux-ci, que la contraction auriculaire a seulement achevé de distendre, se contractent brusquement à leur tour en frappant les parois thoraciques.

Au même instant les valvules auriculo-ventriculaires se tendent pour empêcher le reflux dans les oreillettes

(1) Barth et Roger. Traité pratique d'auscultation.

et le sang comprimé de toutes parts s'échappe par les orifices artériels. Le premier bruit du cœur est produit à ce moment par le claquement des valvules mitrale et tricuspide qui se ferment sous la systole ventriculaire. La contraction musculaire des ventricules et la collision moléculaire du liquide sanguin, comprimé et poussé à à travers les orifices, y contribuent aussi. Puis vient le petit silence pendant lequel se produisent les pulsations des artères.

Immédiatement après leur systole les ventricules se relâchent et se dilatent dans tous les sens ; les valvules sigmoïdes de l'aorte et de l'artère pulmonaire se tendent, abaissées qu'elles sont par les deux colonnes sanguines qu'elles empêchent de retomber dans les ventricules. C'est à ce moment que se produit le deuxième bruit suivi du grand silence.

A peine la systole a-t-elle eu lieu, le sang veineux a commencé à remplir les oreillettes et à couler dans les ventricules sans obstacle. Ce n'est qu'à la fin de ce grand silence, 1|10 de seconde avant une nouvelle systole ventriculaire, qu'a lieu celle des oreillettes ou présystole, qui, elle, achève seulement de remplir les ventricules.

ANATOMIE PATHOLOGIQUE DU RÉTRÉCISSEMENT MITRAL.

Maintenant que nous connaissons parfaitement le mécanisme de la circulation, des bruits et des mouvements du cœur, il nous est facile de prévoir les désordres que devra produire un rétrécissement mitral, surtout après que nous aurons étudié sa disposition anatomique ordinaire (1)

(1) Racle. Traité de diagnostic médical.

nous savons que la valvule mitrale se compose de deux lames bien distinctes, l'une antérieure et l'autre postérieure. Ces lames sont réunies par leurs bords droit et gauche où s'insèrent les cordages des colonnes charnues.

Quand une endocardite se déclare, elle a pour effet de produire des fausses membranes qui donnent lieu à l'agglutination de leurs bords contigus ; d'autres fois une simple soudure se produit sans fausse membrane. De cet accollement résulte un canal un peu aplati d'avant en arrière et qui présente un orifice au sommet. Celui-ci devient alors le véritable orifice auriculo-ventriculaire. Un autre résultat commun à ce travail pathologique est de produire un raccourcissement de plus en plus considérable des cordages tendineux, à ce point qu'il n'est pas rare de voir le bord libre des valvules s'insérer directement aux muscles papillaires. Il y a alors une adhérence des valvules avec rétraction considérable de l'anneau auriculo-ventriculaire.

M. Bouillaud, lui aussi, a très-bien décrit cet état de la valvule à forme d'entonnoir avec replis radiés. Le corps des valvules finit par s'indurer, elles perdent leur souplesse et il se forme alors du côté du ventricule une ouverture ovalaire, en boutonnière dont l'orifice constamment ouvert formera une insuffisance dont nous parlerons plus tard. Il suit de là que l'orifice auriculo-ventriculaire se trouvant effectivement descendu, le maximum des bruits qui se produiront à son niveau aura lieu vers la pointe du cœur.

Supposons, pour un moment, le rétrécissement pur, tel qu'il existe dans deux de nos observations, que va-t-il se passer ? Quelles sont les modifications que va faire subir au cœur ce rétrcissement mitral ?

La première chose sera la dilatation de l'oreillette qui éprouvera de la difficulté à se vider, dilatation qui peut acquérir des dimensions énormes, mais qui est insuffisante à vaincre l'obstacle.

De là tout le système de la petite circulation se dilatera à son tour; la tension sera extrême dans l'artère pulmonaire ainsi que le ventricule droit, qui, bientôt hypertrophié, aura un grand rôle sur lequel nous reviendrons plus tard.

Le ventricule gauche ne doit pas augmenter de volume, puisqu'il a moins de force à dépenser, mais il est souvent plus ou moins hypertrophié, soit à cause de l'insuffisance presque toujours concomitante avec le rétrécissement, soit à cause des modifications de nutrition et de la gêne circulatoire.

Percussion. — Ces lésions nous font comprendre que la percussion du cœur nous donnera une matité plus grande surtout dans le sens transversal, et même vertical, si l'oreillette est considérablement dilatée.

Inspection. — Dans ces cas-là, l'inspection nous donnera un peu de voussure à la région précordiale.

Palpation. — La palpation nous fera constater que le choc de la pointe a lieu plus près de la ligne mamelonnaire qu'à l'état normal.

Auscultation. — C'est sûrement l'auscultation qui donne au clinicien les renseignements les plus intéressants, et c'est sur les signes qu'elle nous fournit que se sont élevées les discussions les plus grandes et les théories émises pour les expliquer.

Les unes admettent comme pathognomonique le souffle au premier temps; les autres le veulent au deuxième; d'autres observateurs, enfin, veulent que le souffle soit présystolique, c'est-à-dire un peu avant le premier temps. Tous admettent que le rétrécissement peut ne se compliquer d'aucune modification dans les bruits cardiaques. Nous allons étudier rapidement ces diverses manières de voir.

Souffle au premier temps.

M. Bouillaud, en France(1), et Canstatt, en Allemagne, ont été les premiers qui, plus préoccupés des faits que de la théorie, admirent le souffle prolongé de la pointe comme signe du rétrécissement mitral.

La théorie, en effet, indique que tout bruit anormal produit par un rétrécissement devra avoir lieu au deuxième temps ou pendant le grand silence.

Beau (2) vint ensuite et trouva que les faits donnaient raison à sa théorie qui admettait que le premier bruit était produit par le choc du sang contre les parois du ventricule pendant la systole auriculaire. Il soutint sa manière de voir jusqu'à sa mort, et malgré les expériences concluantes de Chauveau et Faivre, Longet et Béclard, il la défendit avec tant de talent qu'il convertit à sa cause Valleix, Hardy, Béhier, Parchappe, Corrigan, Burdach. Il alla même plus loin, en soutenant que le ventricule droit restait contracté pendant tout le temps de la diastole

(1) Bouillaud. Maladies du cœur, 1re édition, observ. 65 et 33.

(2) Beau. Traité expérimental et clinique d'auscultation, 1856.

tole ventriculaire, et que le sang ne pouvait par conséquent pénétrer de l'oreillette dans le ventricule, pendant le grand silence. Comment explique-t-il alors le souffle au deuxième temps dans l'insuffisance aortique qu'il n'a jamais songé à nier? Du reste, de nombreuses observations faites sur des grenouilles et des animaux d'un ordre supérieur, des cas d'ectopie du cœur, très-curieux, ont permis de prouver parfaitement le passage du sang de l'oreillette dans le ventricule pendant le grand silence du cœur (1)?

A quoi donc attribuer ce souffle au premier temps qui existe, en effet, dans un grand nombre de cas? Nous n'hésitons pas à le dire : à l'insuffisance mitrale qui complique le plus ordinairement le rétrécissement, ainsi que nous l'avons expliqué plus haut. Et le souffle prolongé de la pointe, caractéristique du rétrécissement pour M. Bouillaud, doit faire supposer la réunion d'un souffle systolique et d'un souffle présystolique.

Les faits expliqués de cette façon sont parfaitement nets, et ne prêtent pas le moins du monde à l'équivoque.

Souffle présystolique.

D'autres observateurs analysant d'une manière plus approfondie les phénomènes stéthoscopiques, ont prétendu que ce n'était pas au premier temps, mais un peu

(1) Skoda *Arch. gen. de méd.*, 4e série, t. XXV.
Mitchel, *Gaz. méd.*, 1845.
Notta. 3 observ.. *Gaz. des Hôp.*, 1851, et *Bulletin de la Soc. anat.*, 1848.
Surmay. *Gaz. méd.*,

avant le premier temps que s'entendait le souffle pathognomique du rétrécissement mitral.

Le mot présystolique fut alors inventé par Gendrin et servit de compromis entre les deux doctrines voulant, l'une le souffle au premier temps, l'autre le souffle au deuxième temps, que nous allons étudier plus loin.

Qu'entend-on par ce mot, présystolique? M. le Dr Hérard, dans son beau travail sur le rétrécissement mitral qui a paru dans les *Archives de médecine* de 1853, a très-bien défini ce que l'on doit entendre par là, de façon à éviter toute espèce d'erreur.

« Le bruit présystolique, dit-il, précède immédiatement le choc précordial, ou la pulsation des artères voisines du cœur ; il ne faut pas qu'il commence au début du grand silence, car l'oreillette ne se contracte pas, puisque sa contraction ne précède que d'un temps excessivement court, presque imperceptible la systole ventriculaire. »

Ce temps, évalué à 1/10 de seconde, nous paraît difficile à percevoir à l'état normal, mais n'en a pas moins été constaté, surtout quand l'oreillette est hypertrophiée. La longueur du souffle présystolique dépend et de la nature du rétrécissement et du temps que met l oreillette à se contracter, temps parfois très-considérable.

Ce fait, soupçonné par MM. Barth et Roger, indiqué par Gendrin, a été très-habilement soutenu par M. le Dr Fauvel qui, à l'exactitude de ses observations, a joint le contrôle d'autopsies positives. Il présenta un mémoire qui parut dans les *Archives générales de medecine* de 1843,

(1) Fauvel. Signes stétoscopiques des rétrécissements auriculo-venriculaire gauche. (*Arch. gén. de méd.*, 1843.)

et qui contenait cinq observations, tendant à prouver la thèse qu'il soutenait.

Le souffle diastolique est rare, prétend-il, avec Hope, Barth et Roger ; car la faiblesse du courant sanguin est si faible pendant la première partie de la diastole ventriculaire qu'il n'est guère compréhensible qu'il produise un souffle.

Du reste, le souffle présytolique a été pris quelquefois pour un souffle diastolique, car tous deux se passent dans le grand silence.

Comment peut-on les distinguer l'un de l'autre ?

Il y a un moyen bien simple, c'est de déterminer exactement le temps auquel appartient le bruit morbide qui remplace le grand silence en tout ou en partie, c'est de rapporter le bruit morbide à celui des temps normaux auquel correspond son maximum d'intensité, ou quand le bruit normal n'est pas appreciable à l'accentuationqui le remplace.

Prenons pour exemple l'insuffisance aortique que l'on confond quelquefois avec le rétrécissement mitral. Le souffle sera diastolique, pourra se continuer pendant une grande partie où la totalité du grand silence, mais son maximum d'intensité sera à la base et au sommet du deuxieme bruit. Le souffle, s'il rejoint le premier bruit, aura une intensité décroissante.

C'est précisément sur cette détermination exacte de temps que nous nous baserons pour prouver le souffle diastolique que M. Fauvel met en doute. Quant à son souffle présystolique, il existe réellement dans certains cas, quand l'oreillette est très-dilatée, peu hypertrophiée, où le rétrécissement est très-difficile à franchir.

Le rétrécissement mitral peut n'être caractérisé par aucun bruit.

Avant de passer au souffle diastolique qui nous intéresse davantage, puisqu'il rentre dans les observations que nous présentons, nous voulons parler des cas particuliers où le rétrécissement mitral ne se manifeste à l'intérieur par aucun bruit morbide. Ce fait n'est contesté par personne, et il est facile de s'en rendre parfaitement compte. Où se montre le plus ordinairement ce phénomène curieux ? Chez les vieillards affaiblis et débilités où le cœur participe à la faiblesse des divers tissus de l'économie. Avec cette absence de bruits, on remarque en général des battements tumultueux, irréguliers, un pouls petit, inégal, des troubles de la circulation veineuse et artérielle. Le cœur est comme pris de folie, et des attaques d'asystolie se manifestent alors très communément. L'ondée sanguine ne passe pas dans ces cas-là avec une force suffisante à travers l'orifice rétréci, parce que l'oreillette trop dilatée, impuissante à bien remplir son rôle ne se vide que petit à petit. De là, absence de bruit de souffle.

L'âge du sujet, la mauvaise nutrition générale empêchent l'hypertrophie du ventricule droit de s'établir. Il se dilate simplement, amène avec lui une dilatation de l'orifice auriculo-ventriculaire droit avec insuffisance de la valvule tricuspide. De là les troubles considérables de la circulation générale dont nous avons parlé.

On pourrait cependant se laisser induire en erreur, si en examinant attentivement un cœur tumultueux, irrégulier, on arrivait à conclure à l'absence de lésions, parce qu'on entend pas de bruits anormaux. Ils peuvent parfaitement exister cependant, car leur absence n'est souvent que momentanée, et disparaît très-bien sous l'influence du repos et de la digitale.

Ne voit-on pas aussi en revanche des souffles non perçus à cause de la trop grande faiblesse du cœur reparaître sous l'influence des mêmes moyens thérapeuthiques.

Sur quoi doit-on se baser pour reconnaître la rétrécissement mitral dans les cas où l'absence complète de souffle laisse le praticien dans l'incertitude ? Si le maade présente les symptômes généraux des maladies organiques du cœur, avec gêne de la circulation, de la palpitation, de la dyspnée, un pouls petit, de l'œdème des membres inférieurs, on sera en droit de diagnostiquer une sténose mitrale, car c'est de toutes les lésions cardiaques, celle qui le plus souvent ne produit aucun bruit morbide.

Du souffle diastolique.

Le souffle diastolique admis et connu depuis longtemps, et qui concorde parfaitement avec les données théoriques a été fortement battu en brèche par Beau et les partisans de ses idées (1). Il nia complètement la possibilité de ce souffle, l'attribuant entièrement à l'insuffisance aortique.

MM. Hardy et Béhier dans leur pathologie interne (page 343 et 419), Valleix (guide du médecin praticien, tome 1er page 634). M. Fauvel dans son mémoire cité plus haut, partagent complètement cette manière de voir, MM. Barth et Roger dans leur traité d'auscultation

(1) Beau. Recherches sur quelques points de Sémiologie des affections du cœur, (*Arch. gén. de méd.*, 1839.)

sans partager entièrement l'opinion de ces éminents cliniciens prétendent aussi que, dans la grande majorité des cas, le souffle au deuxième temps est un caractère de l'insuffisance aortique.

M. Hérard (1), dans son travail intéressant lu et discuté à la société médicale des hôpitaux, démontre sans réplique par dix huit observations, que le souffle au second temps peut très-bien être un signe de rétrécissement mitral, s'il est localisé à la pointe, ou s'il a son maximum d'intensité.

Le mécanisme de ce souffle, est du reste très-facile à comprendre. Immédiatement après sa contraction le ventricule entre en diastole pendant tout le grand silence du cœur. Pendant la première partie de cette diastole, le sang coule de l'oreillette dans le ventricule, lentement d'abord, et par la seule action de la vis a tergo du sang contenu dans les veines pulmonaires, puis il est activé à la fin de la diastole par la systole auriculaire qui précède immédiatement celle des ventricules. L'oreillette, du reste, n'est là que pour achever leur réplétion. Tout rétrécissement auriculo-ventriculaire devra donc produire un souffle, s'il y en a un, pendant la diastole des ventricules ou le grand silence du cœur,

M. Hérard, tout en prouvant dans son travail le souffle au deuxième temps, avoue que les cas où on le constate sont assez rares. C'est vrai, s'il n'a cherché que les bruits du souffle, tels que ceux cités dans les observations qu'il rapporte. Tous sont des bruits rudes, râpeux, en jets de vapeur, et ces faits-là, sont en effet assez rares. car leur

(1) Des signes stéthoscopiques du rétrécissement auriculo-ventriculaire gauche. (*Arch. gén. de méd.*, 1853, t. II, p. 543.)

production demande des conditions particulières dont nous parlerons plus tard.

Aussi, comme le dit très-bien M. Duroziez (1), ce n'est pas, en général, un souffle de cette nature que l'on doit chercher le plus ordinairement, on ne le trouverait pas. Le bruit que l'on entend a un son grave, sourd, faiblement perceptible, souvent même méconnaissable, et que cet observateur a comparé à un roulement de tonnerre lointain. Tel est le souffle pathognomonique que l'on entend le plus souvent dans le rétrécissement mitral.

Il est bien facile de comprendre, dit M. Maurice Raynaud (2), que le souffle doit avoir rarement un timbre rude, si l'on réfléchit que la force qui pousse le sang de l'oreillette dans le ventricule a une puissance peu considérable. Elle est seulement produite par la vis à tergo, la tonicité des parois auriculaires légèrement revenues sur elles-mêmes. Cela est vrai, en effet, quand l'hypertrophie du ventricule droit est nulle, ou à peu près, mais s'il est fort et vigoureux, le souffle aura un timbre de rudesse que nous étudierons plus loin quand nous discuterons nos observations.

Modifications dans le rhythme du cœur. — Dédoublement du deuxième bruit. — Outre le souffle diastolique, il y a encore un autre caractère très-commun dans le rétrécissement mitral, c'est le dédoublement du deuxième bruit du cœur. Bien que ce phénomène ne relève pas

(1) Duroziez. Du Rythme pathognomonique du rétrécissement cardiaque. (*Arch gén. de méd.*, 1862.)

(2) Maurice Raynaud. *Nouveau dict. de med. et de chir.*, article Cœur, t. VII.

directement du rétrécissement, puisqu'on le voit dans l'insuffisance aortique, il est peu d'affection cardiaque où on le constate aussi fréquemment. Ce dédoublement est du reste très-important à étudier, car faute de le connaître, on peut être très-facilement induit en erreur.

Plusieurs explications ont été données pour faire comprendre le mécanisme de ce dédoublement. MM. Barth et Roger paraissent admettre que l'un des ventricules ne se remplissant pas aussi vite que l'autre, doit se contracter plus tard. C'est difficile à admettre en pensant que les fibres des deux ventricules sont complètement unies et solidaires.

M. Jaccoud, dans son Traité de pathologie interne, prétend que le double bruit se produit dans un seul ventricule. Il fait remarquer que le deuxième bruit est composé : 1° d'un élément propagé, le claquement des sigmoïdes, et 2° d'un élément né sur place, le choc du sang contre la paroi ventriculaire. Or, dit-il, à l'état pathologique ces deux bruits ne sont pas fusionnés.

M. le professeur Potain (1), dans un intéressant mémoire inséré dans les numéros 97, 100, 104, 114 et 115 de l'*Union medicale*, 1866, sur les dédoublements normaux du cœur, fait voir très-clairement qu'ils sont produits par les claquements successifs des valvules homologues des deux cœurs. On les rencontre chez un cinquième des individus non atteints d'affection cardiaque, et ils ont pour cause la différence de pression dans les vaisseaux veineux et artériels, différence produite par la respiration. L'excès de pression dans

(1) Potain. Note sur les dédoublements normaux du cœur. (*Soc. med. des hôp.*, 22 juin 1866.)

l'aorte, accélère la chute des valvules sigmoïdes et dédouble le deuxième bruit.

Dans les veines, il se produit le même phénomène pour la tricuspide, et le premier bruit est alors dédoublé.

Pourquoi, en s'appuyant sur le travail de cet éminent clinicien, n'admettrait-on pas, qu'à l'état pathologique, les dédoublements reconnaissent aussi pour cause une différence dans l'équilibre des pressions vasculaires?

Telle doit être sûrement la cause de ce dédoublement du deuxième temps qui, depuis le travail de M. Duroziez fait partie intégrante du rhythme mitral pathognomonique du rétrécissement auriculo-ventriculaire gauche. Ce n'est autre, du reste, que le bruit de rappel de M. Bouillaud, ainsi que l'a fait remarquer M. Potain (1), dans son nouveau travail sur le bruit de galop, lu à la Société médicale des hôpitaux le 23 juillet 1875.

A quoi reconnaîtra-t-on ces bruits anormaux des dédoublements normaux indiqués par M. Potain? C'est encore lui qui nous répondra. « On reconnaît ces dédoublements anormaux de ceux qui ne se relient à aucune lésion cardiaque, à ce que ces derniers subissent manifestement l'influence de la respiration. On entend le premier à la fin de l'expiration et au commencement de l'inspiration, et le deuxième à la fin de l'inspiration et au commencement de l'expiration.

Nous voilà arrivé à la fin de notre première partie que nous avons voulu rendre aussi claire que possible, ce qui

(1) Potain. Du bruit de galop, de son mécanisme et de sa valeur séméiologique. (*Soc. med. des hôp.*, 23 juillet 1875.)

nous a entraîné dans des développements peut-être un peu longs.

Maintenant, que ressort-t-il de cet exposé? C'est qu'il est souvent assez difficile de se reconnaître au milieu de toutes ces théories. Une cependant, malgré ses nombreux contradicteurs, gagne de jour en jour du terrain, c'est celle du souffle diastolique, étudié par MM. Hérard, Duroziez et Raynaud. Que faut-il pour lever un peu la difficulté, pour que la démonstration soit possible et sans réplique? Il faut pouvoir noter scrupuleusement les rapports des bruits anormaux avec les bruits normaux, en les localisant parfaitement, et en déterminant les conditions organiques qui coïncident avec les phénomènes perçus. Pour cela il faut des faits simples, sans complication, non seulement d'insuffisance mitrale, mais encore d'insuffisance aortique. Deux de nos observations présentent ce caractère, mais avec des modifications particulières dans le timbre du souffle diastolique.

Observation I.

Antécédents. — Le nommé Arthur Gras, mouleur, âgé de 25 ans, est entré dans le service de M. Béhier, le 22 avril 1875, salle Ste-Jeanne, nº 8. Ce malade qui paraît avoir une constitution assez forte a eu plusieurs attaques de rhumatisme, mais sans grande réaction fébrile. C'étaient toujours les genoux qui étaient pris, et maintenant qu'il est complètement guéri de son affection, on perçoit des craquements dans cette articulation qui est toujours un peu raide. Ses parents paraissent avoir été tout à fait indemnes de rhumatisme. Son père est mort d'une affection aiguë des poumons et sa mère de suite de couches.

Mais nous trouvons dans sa profession la cause première de ces atteintes rhumatismales. Il est mouleur, travaille continuellement avec du sable humide, et se trouve, par conséquent, toujours plus ou moins mouillé.

Au mois de novembre 1875, il eut une bronchite. Il toussait continuellement et éprouvait des accès de suffocation. Avec cela des douleurs rhumatismales, peu fortes, toujours dans les genoux. Il continua cependant à travailler, mais il était très-faible et le moindre effort lui enlevait toute sa respiration. Il ne pouvait, dit-il, monter ni descendre un escalier sans étouffer.

Vers le 9 décembre, il fut pris de crachements de sang qui survenaient surtout le matin quand il se levait, et deux ou trois fois dans la journée. A chaque crise il était pris d'une toux très-pénible et rendait une dizaine de crachats sanguinolents. Enfin, le 14 décembre, il se décida à entrer à l'hôpital de La Charité, service de M. Woillez. Il avait alors de fortes palpitations de cœur et des accès de suffocation. Il reste dans le service un mois, au bout duquel se trouvant relativement mieux, il demanda à aller à Vincennes. Son seul traitement avait été de la digitale et du quinquina. Au bout d'une dizaine de jours de séjour à Vincennes, il se trouva plus mal et rentra à La Charité chez M. M. Germain Sée. A ce moment les crachements de sang avaient disparu, seules les palpitations et la dyspnée continuaient à se produire. On lui donnait tous les jours de la digitale et du bromure de potassium, et après douze jours de séjour à l'hôpital, il retourna à Vincennes où il resta vingt-deux jours. Il n'eut pendant ce dernier séjour qu'un zona qui dura une huitaine de jours, et céda à des bains d'amidon et des purgatifs salins.

Le 24 févier, il sortit et se remit le lendemain même au travail. Dès le premier jour il se sentit fatigué. Pendant trois ou quatre semaines il put continuer, mais au mois de mars, il était obligé pour aller à son atelier, distant seulement de son logement d'une cinquantaine de pas, de s'arrêter tout les cinq ou six mètres. Les camarades, dit-il, faisaient la plus grande partie de mon ouvrage. Il toussait, crachait beaucoup le matin, et vomissait même de la bile, ce qui paraît du reste avait été une pituite produite sous l'influence de l'alcool. Il ne crachait pas de sang à cette époque, avait seulement un manque complet d'appétit et des accès de suffocation.

Le 22 avril, il entra à l'Hôtel-Dieu, salle Ste-Jeanne, au n° 8, joù il est encore. La nuit même de son entrée à l'hôpital, il remplit a moitié de son crachoir d'un sang rouge; il eut un accès de dyspnée terrible, mais ne fut jamais cyanosé.

Le lendemain de son entrée, ses jambes enflèrent pour la première fois, mais pas d'une façon excessive. On lui donna de la digitale pendant huit jours, et ses étouffements disparurent pour ne se produire que de temps en temps le soir, lorsqu'il se livrait au moindre exercice pendant la journée.

Alcoolisme. — Notre malade a des antécédents alcooliques très-prononcés avec un tremblement léger des extrémités supérieures. Il buvait au moins deux litres par jour, souvent trois ou quatre et quelquefois davantage. Le matin en se levant il avait de la pituite, la bouche pâteuse, amère et buvait alors pour se remettre soit du vin, soit de l'eau-de-vie. Il mangeait peu, dormait mal, mais n'avait pas habituellement de cauchemars.

Aucun antécédent syphilitique.

Etat actuel du malade au 30 juin. — Lorsque j'ai examiné notre malade, je l'ai trouvé dans un état d'amélioration considérable. Il est petit, avec une teinte subictérique assez prononcée sur tout le corps, qui paraît être sa coloration habituelle. Il respire facilement et parle de même sans être obligé de s'arrêter fréquemment comme autrefois, pour reprendre haleine.

Inspection, Palpation, Percussion. — L'inspection et la palpation nous donnent une légère voussure avec expansion à la région précordiale. Le choc de la pointe qui est assez faible se voit et se sent dans le cinquième espace intercostal un peu en dedans de la ligne mamelonnaire. Elle est déviée un peu sur la gauche.

La percussion nous donne une matité plus étendue surtout dans le sens transversal. Elle s'étend verticalement du troisième au cinquième espace intercostal, et transversalement elle commence au milieu du sternum pour finir à un grand travers de doigt en dehors du mamelon. L'oreillette gauche est considérablement hypertrophiée, car à son niveau la matité a bien onze où douze centimètres dans le sens transversal. Le ventricule gauche est normal.

Auscultation. — C'est l'auscultation qui nous fournit les signes les plus intéressants. On constate nettement à la pointe, un *souffle sous forme de roulement fort et soufflé*, commençant immédiatement après la systole ventriculaire et se continuant pendant toute la durée du grand silence. Il se termine au moment du premier bruit parfaitement distinct et net mais un peu modifié dans son timbre qui est comme gras et enroué. Le petit silence est normal. Le deuxième bruit est aussi parfaitement net à la pointe comme à la base où il est un peu renforcé. Aucune prolongation du souffle dans les vaisseaux.

Le roulement est véritablement soufflant, ne s'entend qu'à la pointe et pendant la diastole, avec une légère augmentation de timbre à la fin. Il n'a aucune tendance à s'étendre vers le sternum, mais bien du côté de l'aisselle où on l'entend en dehors du mamelon jusqu'à trois travers de doigts de la pointe.

A mesure que l'on remonte vers la base du cœur, le souffle diminue pour disparaître complètement à ce niveau.

Le pouls dont je donne ici trois tracés sphygmographiques est petit, inégal, intermittent. On dirait que la systole du ventricule ne se produisant que sur une quantité de sang peu considérable, ne peut arriver à pousser complètement cette ondée sanguine jusqu'à l'artère radiale. Le choc précordial se fait sentir de 93 à 96 fois par minute, tandis que le pouls n'accuse que 65 à 68 pulsations.

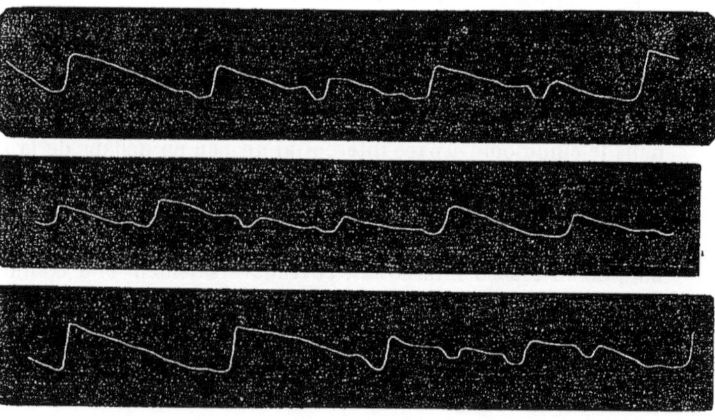

(Je regrette de n'avoir pas pris plus tôt mes tracés sphygmographiques avant l'insuffisance qui commence à se déclarer depuis quelques jours, et dont nous retrouvons des traces au sphygmographe.)

Foie. — Le foie est un peu gros, il déborde légèrement le rebord des fausses côtes, la matité commence à deux travers de doigt au-dessous du mamelon, et va jusqu'à un travers de doigt au-dessous du rebord costal.

Rate. — La rate paraît normale.

Il y a un peu d'infiltration dans le derme, mais pas assez pour produire une dépression sous le doigt. Il a cependant un épaississement appréciable de la peau sur les membres inférieurs. Un peu d'œdème tous les soirs autour des malléoles. L'appetit est bon, les selles régulières.

Les urines ne contiennent ni albumine, ni sucre.

Ce malade qui est dans le service du docteur Rigal, en ce moment à l'Hôtel-Dieu, présente constamment les signes énoncés plus haut, et chaque matin les nombreux élèves qui suivaient sa visite, ont pu l'examiner à leur aise.

Depuis quelques jours, à ces signes de rétrécissement mitral, est venu se joindre un souffle léger, au premier temps à peine perceptible, quelquefois même insconstant; cette inconstance doit être produite par le défaut de contraction des muscles papillaires lorsque le systole ventriculaire a lieu faiblement. Ce souffle au premier temps est pour nous un commencement de cette insuffisance que nous avons montré compliquant presque fatalement la sténose mitrale. L'état de notre malade s'est sensiblement amélioré sous l'influence du repos et de la digitale. Ses forces sont revenues, il se promène une partie de la journée dans l'hôpital sans éprouver une trop grande fatigue. Il monte assez bien les escaliers et porte même de légers fardeaux.

Telle est la première observation que nous avions à présenter et qui fait en partie l'objet de ce travail. La netteté et la précision des signes fournis par le malade, l'absence de complication existant jusqu'à ces derniers jours, la facilité que l'on éprouve à localiser les bruits anormaux, permettent d'étudier parfaitement son affection et les phénomènes particuliers qu'elle nous présente.

Observation II.

La deuxième observation est encore plus nette, grâce à l'absence de toute complication d'insuffisance, et de lésions générales. Nous l'avons prise, il y a quelques jours seulement, à l'hôpital Necker, dans l'ancien service de M Hardy, suppléé par M. Rigal. La maladie est entièrement à son début, puisqu'elle ne date que du mardi 25 juillet, et nous donne des signes de rétrécissement sans atteinte portée à aucun appareil de l'organisme.

Le malade qui est un employé de commerce, âgé de 21 ans, est à Paris depuis quelques mois seulement. Il a été atteint, il y a deux ans, d'une fièvre typhoïde dont il est parfaitement guéri.

Son aspect extérieur, sans être celui d'un homme vigoureux, est bon, et sauf un peu de maigreur, il paraît jouir d'uu assez bon tempérament. Il couche au sixième dans une chambre tellement chaude, que pour dormir, il est obligé d'ouvrir les portes et les fenêtres. C'est là probablement l'origine de la phlegmasie qui a amené notre malade à l'hôpital, salle Saint-Luc, n° 8.

Le 1er juillet, il se réveilla avec des douleurs légères, vagues d'abord, mais qui ne tardèrent pas à se localiser au bout de deux ou trois jours, au cou-de-pied, au genou, au coude, au poignet et à la nuque.

Le 12, il entra à l'hôpital dans le service du Dr Hardy qui constata un rhumatisme articulaire à peu près généralisé, avec rougeur, tuméfactions et douleurs très vives des parties affectées

Le pouls était fréquent, fort, polycrote. La température rectale est de 41 degrés.

La dyspnée était intense, et l'anxiété précordiale considérable. L'exagération dans l'étendue de la matité, avec des frottements péricardiques très-manifestes à la base seulement, firent aussi diagnostiquer une péricardite avec un léger épanchement.

Les plèvres et les poumons étaient intacts, et on ne constatait alors à l'auscultation aucune trace de lésion valvulaire qui fit supposer une complication d'endocardite.

La seule complication trouvée par M. Hardy, fut une légère myocardite qui se traduisit par une douleur en travers simulant l'angine de poitrine, une tendance marquée à la syncope et du polycrotisme du pouls.

Les urines étaient légèrement albumineuses. Quand M. Hardy quitta le service, le samedi 15 juillet, le malade allait mieux, le pouls était devenu régulier, l'épanchement avait disparu, ainsi que la dyspnée au moins en grande partie.

M. le Dr Rigal, qui prit le service, ne constata rien de nouveau le 16 et le 17 juillet, mais le 18 il trouva en auscultant le malade les signes d'une altération valvulaire au début.

Percussion. — La percussion donne une matité presque normale. Elle commence verticalement au troisième espace intercostal pour finir au cinquième où bat la pointe à deux travers de doigt au-dessous du mamelon, et un peu à gauche de sa position normale. La matité transversale commence au bord gauche du sternum et s'étend jusqu'à un travers de doigt en dehors de la ligne mamelonnaire. Elle est donc augmentée d'un façon bien légère.

Inspection. — La pointe bat nettement à l'œil, grâce à l'état de maigreur du sujet, mais le choc est assez faible. Au niveau de l'oreillette gauche, qui est recouverte par une lame de poumon, on voit après chaque aspiration un soulèvement manifeste de la paroi thoracique isochrone avec le choc de la pointe. On sent encore à la main une sensation de léger frémissement de cette paroi.

Auscultation. — On entend à la pointe un souffle en roulement sourd, commençant aussitôt après la systole ventriculaire, pour se continuer pendant tout le grand silence, et s'arrêter au moment du premier bruit qui est normal.

Il est très-net, bien qu'un peu sourd, et ne présente pas du tout le caractère soufflant, comme dans notre premier malade.

Le roulement n'a aucune tendance à se propager du côté de la base où les deux bruits sont parfaitement nets. Il n'y a rien dans les vaisseaux du cou. Ce bruit qu'on entend à la pointe n'a pas de renforcement presystolique, mais aurait une légère tendance à se propager du côté de l'aisselle.

Les frottements péricardiques ont disparu.

Le pouls est régulier, peu fort, et bat 80 à 82 fois par minute.

Foie. — Le foie est normal ainsi que la rate.

Les urines ont présenté un peu d'albumine dans les premiers temps de son rhumatisme.

Poumons. — Les poumons sont en bon état, la respiration s'entend très-bien à la base comme au sommet. Il respire 26 à 28 fois par minute, jamais aucune enflure aux jambes.

L'observation que nous venons de citer, l'absence de toute espèce de complication, soit au niveau des orifices artériels, soit dans les différents appareils de l'économie, est bien probante en faveur du souffle diastolique en roulement.

Mais tous les cas sont-ils aussi simples? non, certainement, et la nouvelle observation que nous allons produire en est une preuve. Notre deuxième malade se trouve encore dans le service du Dr Rigal, à l'hôpital Necker, salle Saint-Luc, n° 10. Il a été l'objet d'une erreur de diagnostic très-explicable, du reste, par les troubles considérables qui existaient dans les mouvements du cœur. Le malade se trouvant mieux depuis quelque temps, M. Rigal put rectifier le premier diagnostic, et se prononcer pour un rétrécissement mitral avec insuffisance et dédoublement du deuxième bruit. On avait pensé la première fois à une insuffisance mitrale et aortique.

Observation III.

Pierre Finiot Azéma, âgé de 38 ans, est entré, le 16 février 1876, à l'hôpital Necker, salle St-Luc, n° 10, pour se faire traiter d'une affection cardiaque datant déjà de quelques mois, et pour laquelle il avait, paraît-il, reçu quelques soins. Depuis une douzaine d'années, il a eu quatre atteintes de rhumatisme qui l'ont retenu au lit pendant trois semaines. La dernière date du mois de novembre 1875, et a fait éclater l'affection cardiaque qui l'a amené à l'hôpital.

Quand nous vîmes le malade, il parlait lentement, difficilement et éprouvait une grande gêne dans la respiration. Il est jaune, très-anémié et sort d'une crise d'asystolie dont il commence à se relever parfaitement. Les jambes sont enflées et la pression y détermine une cupule qui disparaît assez rapidement.

Le pouls est très-lent, irrégulier, petit, il bat 60 fois à peine par minute.

Percussion. — La matité est très-considérable. Elle commence à la troisième côte et descend à la cinquième où bat la pointe à deux travers de doigt au-dessous du mamelon et en dehors.

Transversalement la matité commence à peu près au milieu du sternum et s'étend jusqu'à deux travers de doigt en dehors de la ligne mamelonnaire. Le ventricule droit est très-hypertrophié, le gauche l'est un peu moins. La base du cœur surtout présente une matité qui a 12 à 13 centimètres transversalement et qui est due à une hypertrophie considérable de l'oreillette gauche.

La palpation nous donne un choc de la pointe assez fort qui est dû à l'hypertrophie du ventricule gauche, et l'inspection une légère voussure au niveau de l'oreillette gauche.

Auscultation. — A la pointe on entend un souffle au premier temps très-fort suivi aussitôt d'une autre souffle fort aussi, et qui occupe tout le grand silence du cœur. A la base on ne perçoit aucun bruit de souffle; on constate simplement un dédoublement très-net du deuxième bruit. Aucune espèce de propagation de souffle dans les vaisseaux.

Les deux souffles qui s'entendait à la pointe sont très-forts et râpeux, ils ont aussi une tendance marquée à s'étendre du côté de l'aisselle, et sont perçus jusqu'à deux travers de doigt en dehors et au-dessous du mamelon.

Le foie est hypertrophié, un peu douloureux à la pression. La matité commence à la quatrième côte et dépasse la dernière d'un bon travers de doigt. La rate ne présente rien de particulier.

L'appareil pulmonaire n'est pas aussi endommagé qu'on pourrait le supposer. La respiration est normale, un peu soufflante sous les clavicules. En bas et en arrière, il y a une légère matité avec quelques râles crépitants disséminés. Le malade a vingt-cinq respirations par minute.

Nous voyons groupés, dans ces trois observations, tous les symptômes de la sténose mitrale, ses complications et les différents caractères du bruit de souffle en roulement.

Celui de MM. Duroziez et Raynaud est représenté chez notre jeune sujet de la deuxième observation; celui de M. Hérard existe chez notre malade de la dernière. Quant au roulement fort et soufflé que nous trouvons chez notre premier malade, et qui n'est qu'une modification des deux autres, nous l'étudierons plus loin.

Avant d'en arriver là, nous avons à traiter en quelques mots une question importante, qui nous est presque imposée par notre dernière observation ; quelle signification pathologique devons-nous donner à notre souffle diastolique? Pouvons-nous en faire sûrement un souffle mitral ou un souffle d'insuffisance aortique se prolongeant dans le grand silence. Pour nous, les caractères indiqués dans nos observations ne laissent pas de doute, et nous paraissent concluants en faveur du rétrécissement.

Cependant, des médecins distingués, des professeurs éminents dont nous avons appris à reconnaître le talent et la science, soutiennent et ont soutenu que le souffle au deuxième temps était caractéristique de l'insuffisance aortique. D'autres, tels que MM. Barth et Royer, sans aller jusque-là, prétendent que c'est le cas le plus ordinaire. Nous nous croyons donc obligé, pour rendre notre travail aussi complet que possible, de discuter en quelques mots notre diagnostic, et de donner les raisons qui nous font conclure catégoriquement pour le rétrécissement.

Il est certain, en effet, que ces deux souffles ont entre eux des points de ressemblance.

Le souffle de l'insuffisance aortique est diastolique, comme celui du rétrécissement mitral; ils commencent tous deux au moment du deuxième bruit du cœur immédiatement après la systole ventriculaire. Notre souffle diastolique occupe tout le grand silence, mais celui de l'insuffisance aortique n'est pas toujours bref; il peut se prolonger et empiéter sur le grand silence d'une façon parfois considérable.

Là, du reste, s'arrêtent leurs rapports. Outre leur différence de durée, leur caractère, quant à l'intensité, n'est pas le même. L'un est roulant et soufflé ; l'autre est doux, aspiratif et très-rarement rude. Cela se comprend bien facilement, si l'on réfléchit que l'ondée sanguine qui revient dans le ventricule par insuffisance des sigmoïdes a une tension bien peu considérable.

Du reste, si nous examinons attentivement chaque symptôme, chaque signe fourni par nos malades, nous constaterons des lésions qui ne peuvent appartenir qu'au rétrécissement mitral. Etudions donc notre premier malade, le plus important, puisque c'est sur lui que s'appuie une partie de notre travail. Voyons d'abord ce que nous donnent les commémoratifs.

A la suite de ses attaques de rhumatisme, le malade se plaint, dès le début de son affection cardiaque, de la faiblesse de son appareil pulmonaire. La dyspnée est permanente, et des accès de suffocation se montrent au moindre effort qu'il se permet de faire. Il ne peut, dit-il, monter un escalier ou marcher un peu vite sans étouffer.

Vers le 9 décembre, c'est-à-dire trois semaines après le début de la maladie, il est pris tous les matins de crachements de sang, et cela jusqu'à son entrée à l'hôpital de la Charité. Ce phénomène se reproduisit plus tard à l'Hôtel-Dieu, où il remplit un crachoir de sang rouge, la nuit même de son arrivée. Ne sont-ce pas là de véritables hémorrhagies bronchiques.

En même temps, nous constatons de la stase sanguine dans les bases, de l'emphysème dans les sommets, de l'engorgement du foie, de l'œdème malléolaire, et tout cela arrivant rapidement après quelques jours de maladie. Ne trouvons-nous pas dans cette description les phénomènes indiquées par M. Raynaud, dans son article Cœur du Nouveau Dictionnaire de médecine. On les dirait copiées l'une sur l'autre tellement elles sont identiques.

« Le rétrécissement mitral a pour conséquence initiale et directe de produire l'accumulation du sang dans le système de la petite circulation, et de proche en proche dans le système veineux périphérique. L'hyperémie pulmonaire entretient un état constant de dyspnée qui se révèle par la brièveté de l'haleine, l'impossibilité de se livrer au moindre effort musculaire, et de temps en temps par de véritables accès d'asthme cardiaque d'autant plus insupportables. qu'il s'y joint des palpitations extrêmement intenses.

« Peu à peu s'établit un véritable catarrhe bronchopulmonaire qui s'exaspère aux moindres variations de température, et qui finit par amener à sa suite de l'emphysème et toutes ses conséquences.

Enfin, l'œdème des poumons, des hémoptysies répétées, ou même la formation de véritables plaques d'apoplexie pulmonaires complètent l'ensemble des complications thoraciques, conséquences pour ainsi dire physiques du rétrécissement mitral. »

N'est-ce pas là le tableau complet des symptômes fournis par notre malade ?

A tous ces signes viennent encore s'ajouter les résultats fournis par la palpation, la percussion et l'auscultation, et surtout l'hypertrophie de l'oreillette et du ventricule droit, si précoce dans la sténose mitrale et si bien accusée par l'augmentation considérable de la matité dans le sens transversal.

Mais nous avons un phénomène typique que nous n'avons pas encore indiqué; c'est l'absence de toute espèce d'hypertrophie dans le ventricule gauche, chez nos premier et second malades, chose cependant si ordinaire à la suite du rétrécissement. Le cœur, ayant moins de sang à envoyer, doit avoir naturellement moins de travail; et cependant le cas le plus ordinaire est l'hypertrophie. On a voulu attribuer cela à la stase veineuse gagnant de proche en proche jusqu'au système artériel. C'est possible dans certains cas. Mais ne vaut-il pas mieux accuser de ces désordres un rétrécissement aortique concomitant, l'athérome artériel, si commun chez les gens un peu âgés où l'on remarque surtout le rétrécissement mitral.

Notre premier malade, bien que très-jeune et intéressant à cet égard, est destiné probablement à voir arriver cette hypertrophie ventriculaire, d'abord à cause de son insuffisance au début et de son état d'alcoolisme parfaitement constaté. Ce manque d'hypertrophie explique très-bien la faiblesse du choc précordial qui, le plus souvent, est fort. Que ferons-nous devant ce manque d'hypertrophie du ventricule gauche, de l'insuffisance aortique que nous avons supposé un instant, et qui engendre toujours ce phénomène au bout de peu de temps?

L'auscultation, surtout par la précision avec laquelle il est permis de localiser le souffle et de déterminer son temps, doit nous enlever les derniers doutes.

Où siége ce souffle? A la pointe, lieu d'élection du soufflet de l'insuffisance auriculo-ventriculaire. Où se propage-t-il? Un peu du côté de l'aisselle, jamais vers la base où nous retrouvons les claquements des valvules sigmoïdes et pulmonaires parfaitement nets. A ce niveau, on ne perçoit pas même la plus petite propagation de ce souffle qui est si fort à la pointe du cœur.

Le premier bruit est aussi très-net, n'a rien d'anormal et s'entend à la pointe comme à la base, avec la même facilité. Quant au souffle en roulement que nous allons étudier à part, il n'est perçu que pendant le grand silence ou la diastole ventriculaire qu'il remplit entièrement.

Voilà, certes, des faits tellement nets et précis, qu'on ne peut reculer devant la conclusion qui en est la seule nécessaire. Ce sont deux cas de rétrécissement mitral type, auxquels nous avons affaire, dont l'un présente un souffle d'une apparence particulière, et sur lequel nous allons nous appesantir un peu.

Voyons d'abord ce que nous donne le pouls dont j'ai pris trois tracés sphygmographiques qui en font ressortir les caractères. J'aurais voulu prendre aussi un tracé des jugulaires, mais il m'a été impossible de me procurer l'instrument nécessaire au laboratoire de l'Hôtel-Dieu qui, paraît-il, n'en possède pas un seul.

Le pouls du malade, à l'examen digital, est petit, inégal, intermittent, quelquefois légèrement en retard sur le choc de la pointe. Il ne présente pas cette ampleur de la pulsation qui frappe brusquement le doigt comme un ressort, et devient, immédiatement après, dépressible.

Nos tracés rendent parfaitement compte de cet état particulier du pouls, que l'on a appelé pouls mitral.

L'ondée sanguine étant faible par le fait du rétrécissement, la ligne ascensionnelle a peu d'ampleur dans tous nos tracés, et présente des inégalités de hauteur en rapport avec la plus ou moins grande quantité de sang projetée dans l'aorte.

Le pouls est non-seulement inégal, mais encore très-irrégulier, et présente quelquefois un tracé d'insuffisance mitrale. On s'explique très-bien ces inégalités en les attribuant à un affaiblissement momentané dans la contraction de l'oreillette qui a un travail si considérable à faire.

L'intermittence que l'on remarque s'explique aussi parfaitement par un retard dans la pulsation radiale qui se rattache à ce que M. Bouillaud appelle un faux pas du cœur. L'impulsion donnée par le ventricule à l'ondée sanguine est trop faible et ne parvient pas jusqu'aux artères éloignées.

Le pouls, par les caractères qu'il donne au doigt, et que l'on retrouve sur le tracé, concourt donc, lui aussi, à fournir la preuve de notre diagnostic primitif d'un rétrécissement mitral.

Du bruit de roulement.

Qu'est-ce que ce bruit de roulement qui existe chez notre premier malade. Est-ce le souffle diastolique comme celui de notre troisième observation, tel que le décrit M. Hérard, dans sa note sur les signes stéthoscopiques du rétrécissement auriculo-ventriculaire gauche. Est-ce celui dont M. Duroziez et après lui, M. Maurice Raynaud, ont donné l'explication, et que nous retrouvons si net chez notre deuxième malade ?

Quelle différence y a-t-il entre eux, et quelle en est la cause ?

Notre souffle diastolique, tel que notre malade nous le présente, n'est pas sourd, faiblement perceptible, ni accompagné du dédoublement du deuxième bruit, comme le veulent MM. Duroziez et Raynaud. Il est fort et soufflé, sans atteindre toutefois le souffle râpeux et rude, indiqué par M. Hérard, caractères qui se trouvent très-bien dans nos deux autres observations. Il sert de transition et en même temps de lien d'union entre les deux. Ces trois souffles ne sont qu'une modification l'une de l'autre ; ils obéissent aux mêmes causes, et ont la même symptomatologie.

A quoi tient donc cette différence dans le timbre ? Elle tiendrait simplement à une hypertrophie plus ou moins grande du ventricule droit, à une tension plus ou moins forte dans le système de la petite circulation.

Lorsque le ventricule est hypertrophié, quand il se contracte vivement, la tension sera plus grande dans l'artère pulmonaire.

Le sang, poussé avec plus de force au niveau du rétrécissement, produira un souffle plus fort que si le ventricule est simplement dilaté sans hypertrophie.

L'intensité du souffle dépend aussi de la nature des lésions valvulaires. Cependant il ne faudrait pas toujours juger de l'étendue d'une lésion par cette intensité ; car on s'exposerait souvent à des erreurs considérables. Les altérations produites y contribuent certainement ; mais elle dépend aussi de la disposition anatomique de la lésion, de la contraction ventriculaire, de la colonne sanguine, et même de la plus ou moins grande élasticité des artères, comme on le voit dans l'insuffisance aortique. Mais nous croyons que l'hypertrophie du ventricule droit y joue un grand rôle.

Voyez, en effet, les sujets des observations 1 et 3 : ils sont jeunes, assez robustes ; le ventricule droit est fortement hypertrophié ; aussi le bruit diastolique est-il plus ou moins soufflant. Dans notre deuxième observation où le roulement est sourd, le cœur est à peu près normal ; il n'y a pas ou que très-peu d'hypertrophie du ventricule droit; le sujet est jeune, c'est vrai, mais faible, assez débilité par son atteinte de rhumatisme généralisé dont il souffre toujours.

Où voit-on, du reste, le souffle manquer le plus facilement dans les cas de sténose mitrale. C'est, sans contredit, chez les vieillards très-affaiblis, dont le cœur, participant à l'état de langueur générale, se contracte faiblement. C'est chez eux que l'on trouve surtout la dilatation ventriculaire sans hypertrophie.

Aussi M. Duroziez, se basant seulement sur la faiblesse du courant sanguin pendant la diastole, a été conduit à donner un caractère unique à son souffle diastolique. « C'est un roulement lointain comme celui du tonnerre, dit-il. » M. Raynaud trouva encore que son confrère avait grossi le timbre de son souffle, et que le roulement diastolique n'a qu'un son très-sourd, faiblement perceptible, facilement même méconnaissable. Ces faits sont vrais souvent et prouvent un grand esprit d'observation chez ceux qui les ont décrits ; mais ils demandent aussi la même qualité chez ceux qui cherchent à les percevoir. Ils ne rendent pas compte des phénomènes d'auscultation perçus dans bien des cas.

On a prétendu que les souffles diastoliques étaient très-rares; c'est vrai en ce sens que l'insuffisance mitrale, presque toujours concomitante, peut les masquer plus ou moins; mais ne peut-on pas aussi s'exposer à s'égarer quelquefois si l'on cherche toujours le roulement sourd faiblement perceptible de M. Duroziez, ou seulement le souffle fort et râpeux de M. Hérard?

Certes, nous n'avons pas la prétention de vouloir modifier en rien une théorie appuyée par des hommes distingués et des faits nombreux contrôlés par l'autopsie. Mais, tout en admettant comme très-justes les signes indiqués par ces auteurs, nous croyons qu'il peut exister, et qu'il existe réellement, des souffles diastoliques avec un timbre différent du leur. Nous nous rappelons parfaitement en avoir observé un cas dans le service de M. Lorain. qui avait attiré notre attention sur le timbre particulier de ce souffle. Je regrette vivement, à cette heure, de n'avoir pas pris cette observation qui me serait si utile pour ce travail auquel je ne pensais pas alors.

Outre les raisons indiquées plus haut pour expliquer le timbre soufflant de notre roulement, et dont les principales sont l'hypertrophie du ventricule droit, et la disposition anatomique de la lésion valvulaire, ne pourrions-nous pas invoquer, chez notre premier malade, une autre cause qui expliquerait la rapidité des lésions qu'il nous présente. Cette cause, c'est l'alcoolisme.

Ce malade, outre sa diathèse rhumatismale, est sous le coup d'antécédents alcooliques très-nets et assez anciens Il a même un tremblement léger des extrémités supérieurs. Il buvait 3, 4, 5 bouteilles par jour, de l'eau-de-vie le matin, de telle sorte que ses fonctions digestives en avaient reçu une grave atteinte. Un travail fatigant et une hygiène irrégulière l'avaient rendu parfaitement propre à subir l'influence de la maladie. Aussi, examinons en deux mots la marche de son affection qui va avec une rapidité considérable, puisque trois semaines après la première atteinte, il présente déjà les symptômes d'une maladie avancée. Les hémoptysies, la dyspnée, les accès de suffocation, la fatigue considérable à la marche, l'œdème, tout lui arrive à la fois. Est-ce là la marche lente qu'affectionne en général le rétrécissement mitral ?

L'alcoolisme probablement avait fait son œuvre et préparé les voies. MM. Lancereaux, Fournier, Racle, dans ces derniers temps, ont parfaitement étudié les effets de l'alcoolisme à ce sujet (1).

Écoutons aussi ce que dit l'illustre Trousseau sur l'étiologie de l'endocardite :

« On peut affirmer que le rhumatisme fait souvent les maladies du cœur, mais il faut reconnaître aussi qu'il est des lésions cardiaques qui reconnaissent une autre cause. Citons surtout l'intoxication alcoolique qui développe des altérations si remarquables dans les enveloppes du foie et du cerveau. Cette étiologie, du reste, est déjà prouvée par la coïncidence si fréquente des lésions du cœur et de la cirrhose chez les buveurs d'alcool. » Nous savons, en outre, que les alcooliques ont une propension

(1) Lancereaux. Alcoolisme (*Dict. encyclopedique des sc. méd.*, 1865).
Fournier. Alcoolisme (*Dict. de méd. et de chir. prat.*, 1864).
Racle (Thèse d'agrégation, 1860).
Trousseau. Alcoolisme (Clinique médicale de l'Hôtel-Dieu, t. II.

marquée à l'athérome artériel et à l'ossification des artères. Ne sommes-nous pas en présence d'un cas semblable chez notre malade. N'existe-t-il pas chez lui une induration cartilagineuse ou ossiforme prématurée, des dépôts calcaires sur la valvule bicuspide qui rendent inégal le parcours de cet entonnoir mitral si bien décrit par M. Bouillaud. Le sang tombant de l'oreillette, bien que poussé par une force peu active, ne peut-il pas rendre un son soufflant s'il rencontre sur son passage des obstacles solides, rugueux et formant une saillie. Ce ne sont pas des masses fibrineuses, des végétations molles qui produiraient ce renforcement du bruit. Ne pouvons-nous pas ici invoquer l'influence de l'alcoolisme?

Nous sommes convaincu qu'il a agi sur la rapidité qu'a présentée la marche de l'affection de ce malade, au moins quant aux différentes lésions que nous avons remarquées sur les poumons et les viscères abdominaux. Quant à avoir une influence directe sur la valvule mitrale, en y favorisant des dépôts calcaires, c'est une simple idée que nous émettons, n'ayant pas à notre secours des faits en assez grand nombre pour la soutenir.

Si le fait est vrai, nous aurions ainsi une nouvelle raison capable d'expliquer l'intensité du souffle, et une nouvelle base pour porter un pronostic sur la gravité de la maladie.

Nous voilà arrivé à la fin de cette étude que nous aurions pu faire plus complète, si nous avions pu réunir un plus grand nombre d'observations, appuyées surtout par le contrôle de l'autopsie. Nous n'avons voulu qu'attirer l'attention sur quelques cas particuliers de rétrécissement mitral types, dont l'un présente une modification dans le souffle ordinaire.

Nous laissons à des personnes plus autorisées que nous le soin de perfectionner cette étude, dont nous tirerons toutefois les conclusions suivantes.

1° Le souffle diastolique pathognomonique du rétrécissement mitral peut se présenter sous trois formes, qui ne sont qu'une modification l'une de l'autre.

2° Le timbre rude du souffle dépend surtout de l'hypertrophie du ventricule droit et à un degré moindre de la nature des lésions valvulaires et de leur disposition anatomique.

3° L'alcooolisme est une condition fâcheuse qui favorise le développement rapide des lésions viscérales dans les affections cardiaques.

Paris — A. PARENT, imprimeur de la Faculté de Médecine, rue M.-le-Prince, 29-31.

www.ingramcontent.com/pod-product-compliance
Ingram Content Group UK Ltd.
Pitfield, Milton Keynes, MK11 3LW, UK
UKHW020412220726
13923UKWH00004B/1903